1

Quelle alimentation pour la leucinose ?

MENARD Cédric
DIETETICIEN-NUTRITIONNISTE
Diplômes d'Etat français

Merci infiniment d'avoir acheté cet ouvrage

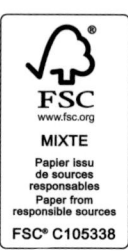

Edition : BoD - Books on Demand
12/14 rond-point des Champs Elysées, 75008 Paris
Imprimé par Books on Demand GmbH, Norderstedt, Allemagne
ISBN : 9782810622085
Dépôt légal : mars 2021

Bonjour et merci infiniment de votre confiance.

Vous avez acheté cet ouvrage afin d'accompagner sur un plan diététique votre leucinose et sachez que j'ai tout fait, dans l'écriture de celui-ci, pour vous apporter un maximum de confort et de réconfort sur le plan diététique, mais également de satisfaction. Lisez et suivez attentivement les conseils de cet ouvrage et vous obtiendrez satisfaction. Vous êtes important(e) à mes yeux. J'ai écrit ces ouvrages pour vous aider du mieux de mes capacités. Merci.

Je m'appelle MENARD Cédric, et je suis diététicien-nutritionniste diplômé d'Etat. J'ai effectué une partie de mes études de diététique au sein de l'hôpital psychiatrique de Picauville, ainsi qu'aux services de néphrologie et de gastro-entérologie au C.H.U de Rennes. Une fois diplômé, je me suis installé comme diététicien-nutritionniste en profession libérale en 2008. J'ai profité de mes premiers mois d'installation pour me spécialiser en micronutrition, et fus diplômé du Collège Européen Nutrition Traitement Obésité (CENTO) en 2009.

Attention : cet ouvrage n'est pas adapté à de quelconques autres intolérances ou allergies alimentaires que la leucinose : il vous appartiendra donc d'être vigilant(e) dans l'application des menus de proposés, et d'y faire, le cas échéant, une sélection alimentaire appropriée, notamment, par exemple, en cas d'intolérance au lactose ou au gluten.

Mon site Internet : **www.cedricmenarddieteticien.com**
Mon numéro de certification professionnelle **ADELI**, enregistré auprès de la DDASS : 509500435.

La leucinose

Les mots accompagnés d'un astérisque* sont définis à la page 36.

Il s'agit d'une maladie héréditaire rare (1 cas sur 200 000 naissances), liée au déficit en enzymes responsables du catabolisme de 3 acides aminés dit « branchés » apportés par l'alimentation : **la leucine, la valine** et **l'isoleucine**.

Le déficit enzymatique entraîne l'accumulation dans le sang d'acides α-cétoniques, entraînant une odeur particulière aux urines, faisant appeler cette maladie « <u>la maladie des urines à odeur de sirop d'érable</u> ». Il existe diverses formes de la maladie : une forme aiguë (dans ce cas la mort du nourrisson intervient très rapidement), une forme subaiguë (entraînant des déficiences mentales importantes) et une forme intermittente où **un régime alimentaire spécifique sera maintenu à vie**, et grâce à cela, **aucun signe clinique ne sera à déplorer**, <u>le développement de l'enfant malade sera alors normal et l'adulte vivra également normalement.</u>

La diététique joue **<u>un rôle primordial</u>** dans le traitement de la leucinose.

Mesures hygiéno-diététiques :

1- Les viandes, poissons, œufs, laits et **assimilés*** ainsi que les produits laitiers **<u>sont interdits à vie</u>** à la consommation.
   Pourquoi ? Ils représentent les sources alimentaires les plus importantes en acides aminés branchés, qui sont toxiques chez les malades atteints de leucinose.

2- Les fruits secs et les fruits oléagineux, les chocolats, les bonbons, les pains, les biscottes, les céréales, les pâtisseries **sont interdits** à la consommation. (il existe des pains spéciaux hypoprotidiques dépourvus d'acides aminés branchés que l'on trouve en pharmacie ou en vente en ligne, par exemple chez Taranis).

Pourquoi ? Ils représentent des sources alimentaires importantes en acides aminés branchés, toxiques chez les malades atteints de leucinose.

3- Les pousses de soja, le chou fleur, le persil, le chou brocoli, les champignons, les petit pois, les lentilles, les pois (liste non exhaustive) **sont interdits** à la consommation.

Pourquoi ? Ils représentent des sources alimentaires **importantes** en acides aminés branchés, toxiques chez les malades atteints de leucinose.

4- La laitue, la carotte **crue**, les céleris, l'aubergine, le potiron, les radis, les tomates, les navets, les choux, la carde, la chicorée, la betterave **crue**, l'oignon, le cresson, la blette, la patate douce, les pommes de terre **seront consommés <u>modérément.</u>**

Pourquoi ? Ils représentent des apports modérés en acides aminés branchés.

5- <u>**Les aliments et familles d'aliments autorisés :**</u>

- Au rayon des légumes frais : courgette, carotte **<u>cuite (pas crue)</u>**, concombre, betterave **<u>cuite (pas crue),</u>** endive.
- Au rayon des matières grasses : les beurres, huiles végétales, margarines végétales.
- Au rayon des produits sucrés : miel, sucres, confitures...
- Au rayon des fruits frais : tous les fruits frais, au sirop, en compote **sauf la compote de banane.**
- Au rayon des féculents : Maïzena, tapioca, pâtes **sans gluten**, pain **sans gluten**, riz, farines et biscuits appauvris en protéines et notamment en acides aminés branchés.
- Pas de problème avec le poivre, le sel, les épices...

Pourquoi ? Ils représentent des sources **faibles à inexistantes** en acides aminés branchés.

6- Suppression du blé, seigle, avoine, orge et de tous les produits alimentaires qui en contiennent. Voici une liste, non exhaustive, de produits alimentaires à éviter : farine de blé, tous les pains, pâtes, boulgour, semoule, croûton, gâteaux, tartes, chapelure, panure, bières, hamburger, pizza, sauce soja, poisson pané, certaines moutardes, saucisses et produits à base de chair à saucisse, sauces et farces qui contiennent des céréales, épaississants, épeautre, triticale, kamut, farro...

Pourquoi ? Ils représentent des sources alimentaires de gluten toxique.

7- Suppression des produits alimentaires, qui contiennent sur leur étiquette nutritionnelle les mentions suivantes : froment, épeautre, amidon de blé, amidon modifié, matières amylacées, **lisez bien les étiquettes nutritionnelles des produits avant leur consommation**.

Pourquoi ? Ces produits sont des dérivés de céréales riches en gluten.

A savoir, le logo ci-dessous, **si présent sur l'emballage**, indique que **le produit est dépourvu de gluten :**

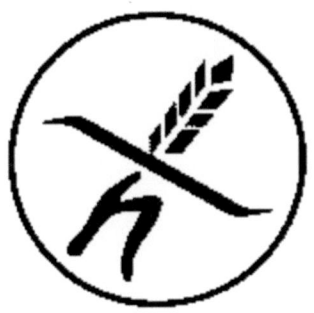

8- Suppression de tous les plats du traiteur.

Pourquoi ? Ces plats apportent plus ou moins du gluten mais également des acides aminés branchés.

9- Les mentions suivantes sur l'étiquetage des produits : alginate, carraghénane, les additifs notés : **E suivi de 3 chiffres** sont **autorisés.**

10- La liste totale des aliments interdits apportant du gluten est impossible à fournir, vous devrez lire les étiquettes nutritionnelles **de tous les produits alimentaires** avant leur consommation.

Pourquoi ? Des produits alimentaires nouveaux apparaissent, d'autres disparaissent chaque jour dans le commerce. La liste des aliments apportant du gluten, visible ou non sur l'étiquetage nutritionnel, est extrêmement longue et ne pourra jamais être complète. **De plus, un aliment qui ne contient pas de gluten aujourd'hui, peut en contenir demain ! Et vice et versa !**

11- Voici quelques aliments à éviter, qui peuvent surprendre : la bière, les sauces vinaigrettes du commerce déjà prêtes à être consommées (allégées ou non en matières grasses), la sauce soja, les fonds de viandes et de volailles, les chocolats, les bonbons, les crèmes glacées, certains potages industriels...

Pourquoi ? Ils apportent plus ou moins du gluten, et celui-ci est plus ou moins caché dans ces divers produits, sous diverses dénominations.

12- Il existe de nombreux produits alimentaires dépourvus de gluten, qui sont de plus en plus nombreux, tels : pâtes sans gluten, farine et pain sans gluten... vous permettant ainsi d'avoir une alimentation plus facile à gérer, surtout que votre régime de restriction sera à suivre **à vie**.

Présentation sommaire des diverses familles alimentaires

Un petit chapitre pratique pour vous présenter brièvement les différentes familles alimentaires. Ainsi, face à votre pathologie, vous saurez mieux appréhender les conseils nutritionnels proposés dans cet ouvrage. A savoir que la présentation des produits dans chacune de leur famille alimentaire, ne signifie pas qu'ils vous soient tous autorisés dans votre alimentation courante !

Attention : les listes proposées ne sont pas complètes.

Les produits laitiers : il s'agit de tous les produits à base de lait de mammifère : lait entier, demi écrémé, écrémé de vache, de brebis, d'ânesse, de chèvre... et de tous les produits dérivés qui en découlent : yaourt, fromage frais, petit suisse, crème fraîche et beurre (ces deux derniers seront **prioritairement** associés à la famille alimentaire des matières grasses), babeurre, kéfir, tous les fromages, desserts lactés (riz au lait, crème dessert...) Les produits laitiers peuvent être allégés en matières grasses, être sans sucre, édulcorés, sucrés, sans lactose, sans galactose, aromatisés ou non, mais ***ils représenteront toujours des apports importants en calcium.***

Par mesure de praticité, on considèrera que le lait d'amande, le lait de soja et tous les produits qui en contiennent (yaourt au soja...) font partie de cette famille alimentaire des produits laitier.

Les viandes, poisson, œuf et assimilés : toutes les viandes, tous les poissons, tous les œufs et tous les produits industriels ou non et les plats préparés qui en contiennent dans des proportions convenables : raviolis, cassoulet, hachis, quiches... Les assimilés seront : les crustacés (coques, moule, crevettes, crabe...), le surimi...

Ils représenteront toujours des apports importants en protéines animales.

Les féculents : voir la liste des féculents sur mon site Internet : www.cedricmenarddieteticien.com

Les féculents sont, dans l'alimentation courante, surtout représentés par : le pain, les pommes de terre, les légumes secs, le riz, les pâtes, le quinoa, le boulgour et tous les produits alimentaires à base de farine de blé, orge, avoine, seigle, sarrasin, maïs, quinoa, riz, fécule de pommes de terre, le tapioca... *Ils représenteront toujours des apports importants en amidon*, qui est la source d'énergie principale et indispensable pour l'organisme. Ils sont également appelés : sucres lents.

Les légumes verts : voir la liste des légumes verts sur mon site Internet : www.cedricmenarddieteticien.com

Ils représenteront toujours des apports importants en fibres alimentaires végétales, en vitamines et en sels minéraux.

Les matières grasses : il s'agit de tous les corps gras tels l'huile végétale, la margarine végétale, le beurre, le saindoux, la crème fraîche qui sont les plus répandus, ils peuvent être allégés, salé ou non... *Ils représenteront toujours des apports importants en énergie, et en fonction du corps gras concerné : en omégas, en cholestérol, en acides gras et en vitamines A, E, D et K.*

Les fruits frais : tous les fruits sont représentés dans cette catégorie, ainsi que les compotes de fruits, les jus de fruits, les confitures riches en fruits et appauvries en sucre rentrent dans cette catégorie... *Ils représenteront toujours des apports importants en fibres alimentaires végétales, en vitamines et en sels minéraux.*

Les produits sucrés : il s'agit du sucre blanc, roux, de canne, glace, semoule... et de tous les produits qui en contiennent : bonbons, pâtisseries, gâteaux, biscuits, miel, chocolats, confitures, gelées, marmelades... ... *Ils représenteront toujours des apports importants en glucose*, source d'énergie pour l'organisme. Ils sont aussi appelés : sucres rapides.

Plan d'une journée d'alimentation adapté à la leucinose

☞ATTENTION : il s'agit d'une proposition d'alimentation adaptée aux personnes souffrant de leucinose __essentiellement__. Cette proposition pourrait être __inadaptée__ en présence d'autres pathologies existantes qui pourraient nécessiter des mesures diététiques particulières différentes.

Le petit-déjeuner

Le petit déjeuner doit être énergétique (mais sans excès), riche en sucres lents sous forme de féculent sans gluten, mais également riche en calcium, en eau et doit apporter un peu de matières grasses et des fibres alimentaires végétales.

➢ **Produits laitiers spéciaux hypoprotidiques et surtout pauvres voire dépourvus d'acides aminés branchés :** substituts de lait des laboratoires Lactalis, Vitaflo, aliments lactés hypoprotidiques de chez Taranis, lait sans acides aminés branchés de chez XP Analog, Lofenalac... : renseignez vous auprès de votre pharmacien. Il existe également des substituts de fromage chez Taranis par exemple... Tous les laits (de mammifères, de soja, d'amande) et tous les produits laitiers qui en contiennent sont __strictement interdits.__
⇨ **Apports en calcium indispensable.**

➢ **Un apport en féculent au choix, mais uniquement si appauvri ou dépourvu de gluten :** pains sans gluten, cakes, biscuits, biscottes... sans gluten. Il existe de plus en plus de produits céréaliers dépourvus de gluten dans le commerce. Seuls les produits céréaliers garantis sans gluten doivent être consommés ! Tous les autres produits céréaliers du commerce tels : céréales complètes type muesli, flocons d'avoine, biscuits spéciaux pour petit-déjeuner, riz au lait **normal**, semoule au lait **normal**, biscottes, pain suédois, pain au lait, brioche, les cracottes, les céréales allégées pour régime, les céréales à base de blé soufflé... tous **sont strictement interdits.**

⇨ **Apports en énergie à diffusion lente et progressive, apportent des fibres alimentaires végétales, des sels minéraux et des vitamines (en fonction du substitut alimentaire consommé).**

➢ **Un apport en fruit au choix :** fruit frais, fruit frais pressé soi-même, jus de fruits **100% fruit avec leur pulpe**, compote de fruits **sans sucre ajouté (sauf celle de banane), fruits pochés.**

⇨ **Apports en eau, vitamines, sels minéraux et fibres alimentaires végétales.**

➢ **Un apport en matières grasses :** privilégiez le beurre **doux**, mais pas en excès. Attention à la margarine végétale, qui apporte de l'huile de palme en quantité plus ou moins importante, je ne vous la conseille pas. Les beurres allégés en matières grasses sont également allégés en vitamines A, D et E, ce qui réduit leur intérêt nutritionnel.

⇨ **Apports en acides gras, en cholestérol, en vitamines A, E et D indispensables, et en énergie.**

➢ **Des apports en produits sucrés :** confiture, gelée, marmelade, sucres, miel ne poseront pas de problème. Attention à ne pas en surconsommer. Le goût du sucre peut être remplacé par des édulcorants : aspartame, sucralose, extraits de Stévia sans aucun problème.

➢ **Un apport en légumes verts :** sous forme de potage par exemple, sera possible et sera même très intéressant (choix à faire au niveau des légumes verts) ;

⇨ **Apports en fibres alimentaires végétales, en eau, en vitamines et en sels minéraux.**

Le déjeuner

Le déjeuner doit être énergétique, riche en sucres lents sous forme de féculents à base de céréales complètes, mais il doit être dépourvu de gluten et d'acides aminés branchés (apports interdits en viandes, poissons, œufs, et assimilés* ainsi qu'en produits laitiers). Il doit être riche en calcium et doit apporter un peu de matières grasses, des apports en fibres alimentaires végétales doivent également être couverts. Le <u>repas sera obligatoirement végétalien et dépourvu de gluten.</u>

➢ **Produits laitiers spéciaux hypoprotidiques et surtout pauvres voire dépourvus d'acides aminés branchés :** substituts de lait des laboratoires Lactalis, Vitaflo, aliments lactés hypoprotidiques de chez Taranis, lait sans acides aminés branchés de chez XP Analog, Lofenalac… : renseignez vous auprès de votre pharmacien. Il existe également des substituts de fromage chez Taranis par exemple… Tous les laits (de mammifères, de soja, d'amande) et tous les produits laitiers qui en contiennent sont **strictement interdits.**
➪ **Apports en calcium indispensable.**

➢ **Aucun apport en viande, poisson, œufs ou assimilés* :** ils sont interdits à la consommation. <u>Seuls les substituts de viande, de poisson, d'œufs à base de protéines végétales garantis sans acides aminés branchés sont consommables.</u> Taranis en propose par exemple.

➢ **Un apport indispensable en féculent au choix et <u>sans gluten</u> :** pain sans gluten (le pain complet, aux céréales sans gluten… **seront nettement mieux** que le pain blanc sans gluten), apports en riz complet à limiter, ou des pâtes sans gluten, **pas de légumes secs** (flageolet, coco, lentilles, soissons…), les pommes de terres, elles, sont consommables… (Rendez vous sur mon site Internet, à la rubrique « liste des féculents » pour avoir une information beaucoup plus complète sur les féculents de disponibles **mais pas forcément autorisés**), évitez autant que possible les céréales **blutées***. Les féculents représentent les fondations de votre alimentation et de l'équilibre alimentaire, mais devront être absolument sans gluten et pauvres en protéines.

⇨ **Apport en énergie à diffusion lente et progressive, les féculents apportent des sels minéraux et des vitamines (surtout <u>si céréales complètes</u>).**

➤ **Un apport <u>indispensable</u> en légumes verts :** (des choix sont à faire au niveau des légumes verts), la consommation de légumes crus est conseillée pour au moins le 1/3 de ces apports totaux journaliers. Les légumes verts peuvent être également cuits, en boîte, surgelés, apportés sous forme de poêlée cuisinée (surgelée ou non), frais, sous forme de potage...

⇨ **Apports en fibres alimentaires végétales, sels minéraux, vitamines et eau.**

➤ **Un apport en matières grasses :** ne consommez pas de la crème fraîche, **elle est interdite**. Pas de margarine végétale ni beurre non plus. Privilégiez l'huile d'olive pour la cuisson et l'huile de noix pour l'assaisonnement. Cependant, l'alternance régulière des huiles végétales est conseillée. Pas d'excès dans les apports.

⇨ **Apports indispensables en acides gras, oméga 3, 6 et 9, en vitamines A, E, K et D, et en énergie.**

➤ **Un apport en fruit au choix :** fruit frais, fruit frais pressé soi-même, jus de fruits **100% fruit avec leur pulpe**, compote de fruits **sans sucre ajouté (sauf celle de banane), fruits pochés.**

⇨ **Apports en eau, vitamines, sels minéraux et fibres alimentaires végétales.**

➤ **Des apports en produits sucrés :** confiture, gelée, marmelade, sucres, miel ne poseront pas de problème. Attention à ne pas en surconsommer. Le goût du sucre peut être remplacé par des édulcorants : aspartame, sucralose, extraits de Stévia sans aucun problème.

Le goûter

Le goûter n'est absolument pas une nécessité, cependant, si l'activité physique est importante dans la journée, alors ceux-ci peuvent être mis en pratique, surtout si sensation de faim.

➤ **Produits laitiers spéciaux hypoprotidiques et surtout pauvres voire dépourvus d'acides aminés branchés :** substituts de lait des laboratoires Lactalis, Vitaflo, aliments lactés hypoprotidiques de chez Taranis, lait sans acides aminés branchés de chez XP Analog, Lofenalac… : renseignez vous auprès de votre pharmacien. Il existe également des substituts de fromage chez Taranis par exemple… Tous les laits (de mammifères, de soja, d'amande) et tous les produits laitiers qui en contiennent sont **strictement interdits.**
⇨ **Apports en calcium indispensable.**

➤ **Un apport en féculent au choix, mais uniquement si appauvri ou dépourvu de gluten :** pains sans gluten, cakes, biscuits, biscottes… sans gluten. Il existe de plus en plus de produits céréaliers dépourvus de gluten dans le commerce. Seuls les produits céréaliers garantis sans gluten doivent être consommés ! Tous les autres produits céréaliers du commerce tels : céréales complètes type muesli, flocons d'avoine, biscuits spéciaux pour petit-déjeuner, riz au lait **normal**, semoule au lait **normal**, biscottes, pain suédois, pain au lait, brioche, les cracottes, les céréales allégées pour régime, les céréales à base de blé soufflé… tous **sont strictement interdits.**
⇨ **Apports en énergie à diffusion lente et progressive, apportent des fibres alimentaires végétales, des sels minéraux et des vitamines (en fonction du substitut alimentaire consommé).**

➢ **Un apport en fruit au choix :** fruit frais, fruit frais pressé soi-même, jus de fruits **100% fruit avec leur pulpe**, compote de fruits **sans sucre ajouté (sauf celle de banane), fruits pochés.**
⇨ **Apports en eau, vitamines, sels minéraux et fibres alimentaires végétales.**

➢ **Un apport en matières grasses :** privilégiez le beurre **doux**, mais pas en excès. Attention à la margarine végétale, qui apporte de l'huile de palme en quantité plus ou moins importante, je ne vous la conseille pas. Les beurres allégés en matières grasses sont également allégés en vitamines A, D et E, ce qui réduit leur intérêt nutritionnel.
⇨ **Apports en acides gras, en cholestérol, en vitamines A, E et D indispensables, et en énergie.**

➢ **Des apports en produits sucrés :** confiture, gelée, marmelade, sucres, miel ne poseront pas de problème. Attention à ne pas en surconsommer. Le goût du sucre peut être remplacé par des édulcorants : aspartame, sucralose, extraits de Stévia sans aucun problème.

➢ **Un apport en légumes verts :** sous forme de potage par exemple, sera possible et sera même très intéressant (choix à faire au niveau des légumes verts) ;
⇨ **Apports en fibres alimentaires végétales, en eau, en vitamines et en sels minéraux.**

Le dîner

Le dîner ne doit pas être aussi énergétique que le déjeuner si possible. **Des féculents complets peuvent être présents, mais le repas doit être dépourvu de gluten et d'acides aminés branchés (apports interdits en viandes, poissons, œufs, et assimilés* ainsi qu'en produits laitiers). Il doit être riche en calcium et doit apporter un peu de matières grasses, des apports en fibres alimentaires végétales doivent être couverts. Le repas sera obligatoirement végétalien et dépourvu de gluten.**

> ➢ **Produits laitiers spéciaux hypoprotidiques et surtout pauvres voire dépourvus d'acides aminés branchés :** substituts de lait des laboratoires Lactalis, Vitaflo, aliments lactés hypoprotidiques de chez Taranis, lait sans acides aminés branchés de chez XP Analog, Lofenalac... : renseignez vous auprès de votre pharmacien. Il existe également des substituts de fromage chez Taranis par exemple... Tous les laits (de mammifères, de soja, d'amande) et tous les produits laitiers qui en contiennent sont **strictement interdits.**
➩ **Apports en calcium indispensable.**

> ➢ **Aucun apport en viande, poisson, œufs ou assimilés* :** ils sont interdits à la consommation. Seuls les substituts de viande, de poisson, d'œufs à base de protéines végétales garantis sans acides aminés branchés sont consommables. Taranis en propose par exemple.

> ➢ **Un apport indispensable en féculent au choix et sans gluten :** pain sans gluten (le pain complet, aux céréales sans gluten... **seront nettement mieux** que le pain blanc sans gluten), apports en riz complet à limiter, ou des pâtes sans gluten, **pas de légumes secs** (flageolet, coco, lentilles, soissons...), les pommes de terres, elles, sont consommables... (Rendez vous sur mon site Internet, à la rubrique « liste des

féculents » pour avoir une information beaucoup plus complète sur les féculents de disponibles **mais pas forcément autorisés**), évitez autant que possible les céréales **blutées***. Les féculents représentent les fondations de votre alimentation et de l'équilibre alimentaire, mais devront être absolument sans gluten et pauvres en protéines.

⇨ **Apport en énergie à diffusion lente et progressive, les féculents apportent des sels minéraux et des vitamines (surtout <u>si céréales complètes</u>).**

➢ **Un apport <u>indispensable</u> en légumes verts :** (des choix sont à faire au niveau des légumes verts), la consommation de légumes crus est conseillée pour au moins le 1/3 de ces apports totaux journaliers. Les légumes verts peuvent être également cuits, en boîte, surgelés, apportés sous forme de poêlée cuisinée (surgelée ou non), frais, sous forme de potage...

⇨ **Apports en fibres alimentaires végétales, sels minéraux, vitamines et eau.**

➢ **Un apport en matières grasses :** ne consommez pas de la crème fraîche, **elle est interdite**. Pas de margarine végétale ni beurre non plus. Privilégiez l'huile d'olive pour la cuisson et l'huile de noix pour l'assaisonnement. Cependant, l'alternance régulière des huiles végétales est conseillée. Pas d'excès dans les apports.

⇨ **Apports indispensables en acides gras, oméga 3, 6 et 9, en vitamines A, E, K et D, et en énergie.**

➢ **Un apport en fruit au choix :** fruit frais, fruit frais pressé soi-même, jus de fruits **100% fruit avec leur pulpe**, compote de fruits **sans sucre ajouté (sauf celle de banane), fruits pochés.**

⇨ **Apports en eau, vitamines, sels minéraux et fibres alimentaires végétales.**

➢ **Des apports en produits sucrés :** confiture, gelée, marmelade, sucres, miel ne poseront pas de problème. Attention à ne pas en surconsommer. Le goût du sucre peut être remplacé par des édulcorants : aspartame, sucralose, extraits de Stévia sans aucun problème.

Exemples de petits-déjeuners (et de goûters) adaptés à la leucinose

Exemple 1

- Uniquement des substituts de lait, ou autres produits de substituts « laitier », dépourvus d'acides aminés branchés de chez Taranis, Lactalis, Nutricia, Vitaflo...
⇨ *Apport en calcium indispensable.*

- **Une portion de pain** sans gluten et sans protéine, adapté au régime sans acides aminés branchés : tel le pain de chez Taranis par exemple.
⇨ *Apport en féculent.*

- Pas de margarine végétale ni beurre. Seuls des substituts alimentaires sont consommables de chez Lactalis, Nutricia, Vitaflo...
⇨ *Apport en matières grasses.*

- 1 jus de fruit médical, dépourvu d'acides aminés branchés, proposé par divers laboratoires (Nutricia, Taranis, Lactalis...)
⇨ *Apports en vitamines, sels minéraux, fibres alimentaires végétales.*

Exemple 2

- **Une portion de pain** sans gluten et sans protéine, adapté au régime sans acides aminés branchés : tel le pain de chez Taranis par exemple.
⇨ *Apport en féculent.*

- Substitut de fromage au choix, dépourvu d'acides aminés branchés de chez Taranis, Vitaflo ou Nutricia par exemple.
⇨ *Apports en calcium (substitut de fromage).*

- 1 jus de fruit médical, dépourvu d'acides aminés branchés, proposé par divers laboratoires (Nutricia, Taranis, Lactalis...)
⇨ *Apports en vitamines, sels minéraux, fibres alimentaires végétales.*

Exemple 3

- Uniquement des substituts de lait, ou autres produits de substituts « laitier », dépourvus d'acides aminés branchés de chez Taranis, Lactalis, Nutricia, Vitaflo...
⇨ *Apport en calcium indispensable.*

- **Une portion de pain** sans gluten et sans protéine, adapté au régime sans acides aminés branchés : tel le pain de chez Taranis par exemple.
⇨ *Apport en féculent.*

- Pas de margarine végétale ni beurre. Seuls des substituts alimentaires sont consommables de chez Lactalis, Nutricia, Vitaflo...
⇨ *Apport en matières grasses.*

- 1 jus de fruit médical, dépourvu d'acides aminés branchés, proposé par divers laboratoires (Nutricia, Taranis, Lactalis...)
⇨ ***Apports en vitamines, sels minéraux, fibres alimentaires végétales.***

Exemple 4

- Uniquement des substituts de lait, ou autres produits de substituts « laitier », dépourvus d'acides aminés branchés de chez Taranis, Lactalis, Nutricia, Vitaflo...
⇨ ***Apport en calcium indispensable.***

- Galettes saveur vanille dépourvues d'acides aminés branchés de chez **Taranis, Nutricia, Lactalis...**
⇨ ***Apport en féculent.***

- 1 jus de fruit médical, dépourvu d'acides aminés branchés, proposé par divers laboratoires (Nutricia, Taranis, Lactalis...)
⇨ ***Apports en vitamines, sels minéraux, fibres alimentaires végétales.***

Exemple 5

- Uniquement des substituts de lait, ou autres produits de substituts « laitier », dépourvus d'acides aminés branchés de chez Taranis, Lactalis, Nutricia, Vitaflo...
⇨ ***Apport en calcium indispensable.***

- Cakes saveur poire, ou cake saveur abricot de chez Taranis (cakes dépourvus d'acides aminés branchés).
⇨ ***Apport en féculent.***

- 1 jus de fruit médical, dépourvu d'acides aminés branchés, proposé par divers laboratoires (Nutricia, Taranis, Lactalis...)
⇨ *Apports en vitamines, sels minéraux, fibres alimentaires végétales.*

Exemples de déjeuners
adaptés à la leucinose

Exemple 1

- Crudités (choix à faire au niveau des légumes verts) dressées avec vinaigrette, sel et poivre.
⇨ *Apports en légumes verts + une part d'huile qui représente une partie des apports conseillés en matières grasses*.

- 1 substitut de viande dépourvu de protéine animale : par exemple de chez Taranis (ou autres laboratoires).
⇨ *Apport en protéines végétales.*

- Pâtes hypoprotidiques, dépourvues d'acides aminés branchés, accompagnées après cuisson d'un peu d'huile d'olive.
⇨ *L'huile végétale représente la partie restante des apports recommandés en matières grasses pour le déjeuner + apport en féculent (les pâtes spéciales).*

- **Une portion de pain** sans gluten et sans protéine, adapté au régime sans acides aminés branchés : tel le pain de chez Taranis par exemple.
⇨ *Apport en féculent.*

- 1 jus de fruit médical, dépourvu d'acides aminés branchés, proposé par divers laboratoires (Nutricia, Taranis, Lactalis...)
⇨ *Apports en vitamines, sels minéraux, fibres alimentaires végétales.*

Exemple 2

- Salade composée avec : tomate, concombre, laitue, substitut de poisson sans acides aminés branchés + pommes de terre + un peu d'huile pour faire la vinaigrette, sel et poivre.
⇨ *Apports en légumes verts + protéines végétales (substituts de poisson) + féculent (pommes de terre) + matières grasses (huile végétale).*

- **Une portion de pain** sans gluten et sans protéine, adapté au régime sans acides aminés branchés : tel le pain de chez Taranis par exemple.
⇨ *Apport en féculent.*

- Substitut de fromage au choix, dépourvu d'acides aminés branchés de chez Taranis, Vitaflo ou Nutricia par exemple.
⇨ *Apports en calcium (substitut de fromage).*

- 1 jus de fruit médical, dépourvu d'acides aminés branchés, proposé par divers laboratoires (Nutricia, Taranis, Lactalis...)
⇨ *Apports en vitamines, sels minéraux, fibres alimentaires végétales.*

Exemple 3

- 2 tomates farcies avec du substitut de viande hachée de chez Taranis (ou autres laboratoires) et de la semoule de blé dépourvue d'acides aminés branchés, sel et poivre.
⇨ *Apports en légume vert (tomates) + protéines végétales (substitut de viande) + féculent (semoule hypoprotéinée).*

- **Une portion de pain** sans gluten et sans protéine, adapté au régime sans acides aminés branchés : tel le pain de chez Taranis par exemple.
⇨ *Apport en féculent.*

- 1 crème dessert médicale, saveur chocolat, hypoprotidique et dépourvue de protéines (Taranis, Vitaflo, Lactalis...)
⇨ *Apport en calcium.*

- 1 jus de fruit médical, dépourvu d'acides aminés branchés, proposé par divers laboratoires (Nutricia, Taranis, Lactalis...)
⇨ *Apports en vitamines, sels minéraux, fibres alimentaires végétales.*

Exemple 4

- Salade composée de pommes de terre avec une vinaigrette élaborée avec un peu de moutarde, sel et poivre.
⇨ *Apports en féculent (pommes de terre) + matières grasses (huile végétale).*

- Substitut de viande dépourvu d'acides aminés branchés, cuit dans une poêle huilée, sel et poivre.
⇨ *Apports en protéines végétales (substitut de viande) + matières grasses (huile végétale).*

- Asperges vertes sautées dans un peu d'huile d'olive, sel et poivre.
⇨ *Apports en légume vert + matières grasses (huile d'olive).*

- Substitut de fromage au choix, dépourvu d'acides aminés branchés de chez Taranis, Vitaflo ou Nutricia par exemple.
⇨ *Apports en calcium (substitut de fromage).*

- 1 jus de fruit médical, dépourvu d'acides aminés branchés, proposé par divers laboratoires (Nutricia, Taranis, Lactalis...)
⇨ ***Apports en vitamines, sels minéraux, fibres alimentaires végétales.***

Exemples de dîners adaptés à la leucinose

Exemple 1

- Substitut d'œufs cuit en omelette, dans une poêle antiadhésive, avec un peu d'huile végétale au choix.
⇨ *Apports en protéines végétales (substitut d'œufs) + matières grasses.*

- **Une portion de pain** sans gluten et sans protéine, adapté au régime sans acides aminés branchés : tel le pain de chez Taranis par exemple.
⇨ *Apport en féculent.*

- Substitut de fromage au choix, dépourvu d'acides aminés branchés de chez Taranis, Vitaflo ou Nutricia par exemple.
⇨ *Apports en calcium (substitut de fromage).*

- 1 jus de fruit médical, dépourvu d'acides aminés branchés, proposé par divers laboratoires (Nutricia, Taranis, Lactalis...)
⇨ *Apports en vitamines, sels minéraux, fibres alimentaires végétales.*

Exemple 2

- Taboulé effectué à partir de semoule de blé sans gluten et sans protéines, pas de raisin sec dedans non plus.

⇨ *Apports en féculent (semoule de blé hypoprotidique) + matières grasses (huile végétale du taboulé).*

- Accras de potiron « Taranis » cuits dans une poêle huilée. (Substitut de viande).
⇨ *Apports en légume vert (potiron) + protéines végétales (accras) + matières grasses (cuisson des accras à la poêle).*

- **Une portion de pain** sans gluten et sans protéine, adapté au régime sans acides aminés branchés : tel le pain de chez Taranis par exemple.
⇨ *Apport en féculent.*

- Un yaourt ou une crème dessert dépourvus d'acides aminés branchés (produits proposés par divers laboratoires, tels Taranis, Lactalis, Nutricia, Vitaflo...)
⇨ *Apport en produit laitier.*

- **Une portion de pain** sans gluten et sans protéine, adapté au régime sans acides aminés branchés : tel le pain de chez Taranis par exemple.
⇨ *Apport en féculent.*

- 1 jus de fruit médical, dépourvu d'acides aminés branchés, proposé par divers laboratoires (Nutricia, Taranis, Lactalis...)
⇨ *Apports en vitamines, sels minéraux, fibres alimentaires végétales.*

Exemple 3

- Salade composée de substituts de viande et de poisson, dépourvue d'acides aminés branchés (genre Taranis, Lactalis, Nutricia...), tomate, concombre, le tout assaisonné d'une sauce vinaigrette composée d'un peu d'huile végétale + jus de citron ou vinaigre, sel et poivre.

⇨ *Apports en légumes verts (tomate, concombre) + protéines végétales (substitut de poisson et de poisson) + matières grasses (huile végétale).*

- Substitut de fromage au choix, dépourvu d'acides aminés branchés de chez Taranis, Vitaflo ou Nutricia par exemple.
⇨ *Apports en calcium (substitut de fromage).*

- **Une portion de pain** sans gluten et sans protéine, adapté au régime sans acides aminés branchés : tel le pain de chez Taranis par exemple.
⇨ *Apport en féculent.*

- 1 jus de fruit médical, dépourvu d'acides aminés branchés, proposé par divers laboratoires (Nutricia, Taranis, Lactalis...)
⇨ *Apports en vitamines, sels minéraux, fibres alimentaires végétales.*

Exemple 4

- Salade de pommes de terre sauce vinaigrette à la moutarde, sel et poivre.
⇨ *Apports en féculent (pommes de terre) + matières grasses (huile végétale).*

- Croquettes de poisson « Taranis » au cumin, cuits dans poêle huilée.
⇨ *Apports en protéines végétales (croquettes de poisson Taranis) + matières grasses (cuisson des croquettes à la poêle).*

- Blancs de poireaux cuits à la vapeur, sel et poivre.
⇨ *Apport en légume vert.*

- Une portion de pain sans gluten et sans protéine, adapté au régime sans acides aminés branchés : tel le pain de chez Taranis par exemple.
⇨ *Apport en féculent.*

- Substitut de fromage au choix, dépourvu d'acides aminés branchés de chez Taranis, Vitaflo ou Nutricia par exemple.
⇨ *Apports en calcium (substitut de fromage).*

- Une portion de pain sans gluten et sans protéine, adapté au régime sans acides aminés branchés : tel le pain de chez Taranis par exemple.
⇨ *Apport en féculent.*

Exemple 5

- Substitut de fromage au choix, dépourvu d'acides aminés branchés de chez Taranis, Vitaflo ou Nutricia par exemple en salade avec pommes de terre cuite et vinaigrette, sel et poivre.
⇨ *Apports en calcium (substitut de fromage) et féculent.*

- Une portion de pain sans gluten et sans protéine, adapté au régime sans acides aminés branchés : tel le pain de chez Taranis par exemple.
⇨ *Apport en féculent.*

- 1 jus de fruit médical, dépourvu d'acides aminés branchés, proposé par divers laboratoires (Nutricia, Taranis, Lactalis...)
⇨ *Apports en vitamines, sels minéraux, fibres alimentaires végétales.*

Les patients atteints de leucinose, sont automatiquement suivis par un diététicien libéral ou hospitalier, et ce, dès les premiers jours de leur vie. Celui-ci est chargé de leur enseigner toutes les règles diététiques adaptées à cette pathologie. Il ne sera pas question, pour la leucinose, de proposer des semaines de menus, car à chaque malade atteint de cette pathologie, **des ajustements diététiques personnalisés** peuvent être nécessaires au grammage près.

Résumons, en cas de leucinose...

> Le régime alimentaire à suivre sera **à vie**. Il se résumera comme étant un régime alimentaire **végétalien, hypoprotidique et sans gluten.**

> Au rayon des produits laitiers (hors fromage) : **interdits.** Sauf les substituts de produits laitiers médicaux.

> Au rayon des fromages : **interdits.** Sauf les substituts de fromages médicaux.

> Au rayon des viandes, poissons, œufs et **assimilés* :** **interdits.** Sauf les substituts de viandes, poissons, œufs médicaux.

> Au rayon du pain : le pain complet, aux graines... sont à privilégier, **évitez si possible le pain blanc mais** <u>**tous seront sans gluten et hypoprotidiques**</u>.

> Au rayon des féculents : idéalement des apports en féculents seront apportés **à chaque repas**, même au goûter. **Privilégiez fortement les céréales complètes ou à base de farines complètes, cependant** <u>**aucun féculent contenant du gluten n'est autorisé (tous les produits alimentaires à base de seigle, avoine, blé et orge) et pas de légumes secs.**</u>

> Au rayon des légumes verts (rendez vous sur mon site à la rubrique : « - Liste des légumes verts ») : **tous mais des choix seront à faire (dépendant des intolérances de chacun).**

> Au rayon des fruits frais, compotes, jus de fruits 100% fruit : **tous sauf compote de banane.**

> Au rayon des matières grasses : essentiellement des huiles végétales. Pas de crème fraîche, pas de beurre ni margarine végétale.

> Au rayon du sucre et des produits sucrés : **attention à ne pas consommer de chocolat, de gâteaux (à cause des œufs).**

> Les boissons seront plates ou gazeuses : aucun problème. Il s'agira surtout de boissons vitaminées médicales hypoprotidiques enrichies en vitamines et en sels minéraux.

> Au rayon des condiments (sel, poivre, épices, moutarde...) : **tous.**

GLOSSAIRE

Acalorique : qui est dépourvu d'énergie intrinsèque.

Acidose : diminution de l'alcalinité du plasma (qui s'acidifie).

Albuminémie : teneur sanguine en albumine (protéine circulante).

Alcaliniser : faire tendre vers un pH alcalin, diminuer l'acidité.

Anémie : carence(s) en fer, et/ou en vitamine B9 et/ou en vitamine B12.

Anévrisme : tumeur circonscrite développée dans le trajet d'une artère par dilatation des parois.

Anisakis : ver nématode parasite responsable de l'anisakiase, responsable de tumeur (côlon, estomac). Infestation causée par la consommation de poisson cru ou mal cuit.

Anorexie : qui ne s'alimente plus.

Artères coronaires : artères nourricières du cœur.

Assimilés (des viandes, poissons et œufs) : surimi, crevette et autres crustacés, insectes...bref, tous les autres apports alimentaires riches en protéines animales.

Asthénie : fatigue musculaire plus ou moins importante.

Athérogène : qui favorise l'**athérogénèse***.

Athérogénèse : qui favorise la formation de plaque d'athérome au niveau des artères. Si cette plaque d'athérome se décolle de l'artère, elle peut bloquer l'irrigation sanguine, par exemple du cerveau, et provoquer un AVC.

Athérosclérose coronarienne : dégénérescence des artères nourricières du cœur, due à la formation de plaques d'athérome dans la couche interne de ces artères.

Auto-immune : maladie au cours de laquelle l'organisme libère des anticorps contre lui-même, car il ne reconnaît plus ses propres organes, et les considère comme des corps étrangers.

Bassinet : zone du rein, en forme d'entonnoir, qui recueille l'urine.

Blutée : se dit d'une céréale dont on a retiré le son (riz blanc, farine de blé T45...)

Calice : partie du rein qui donne naissance au bassinet.

Cataracte : affection oculaire aboutissant à l'opacité du cristallin ou à celle de sa capsule.

Congénitale : acquis de part la naissance.

Corticothérapie : traitement médical à base d'apport(s) de cortisone.

Dépenses énergétiques basales : il s'agit des dépenses énergétiques totales liées exclusivement au fonctionnement de l'organisme au repos complet (dépenses liées à la respiration, à la circulation sanguine...)

Duodénum : première partie de l'intestin grêle, localisée juste à la suite de l'estomac.

Dyspepsie : digestion difficile.

Dysphagie : difficulté d'origine physique à s'alimenter.

Epigastrique : région supérieure de l'abdomen, comprise entre le nombril et le sternum.

Etiologie : terme médical désignant les causes responsables d'une pathologie.

Fécalome : accumulation considérable de matières fécales, créant un bouchon obstruant la lumière intestinale.

Gastrectomie : ablation chirurgicale partielle ou totale de l'estomac.

Glucodépendant : qui a un besoin vital de glucide(s), organe qui est dépendant des apports alimentaires en glucide(s).

Hémopathie maligne : affection entraînant une modification du sang d'origine cancéreuse.

Hernie : sortie d'une partie d'un organe en dehors de sa cavité naturelle, où il se trouve en temps normal.

Hydrophile : qui est attiré par l'eau, qui aime l'eau.

Hyperinsulinisme : sécrétion très importante d'insuline par le pancréas.

Hyperkaliémie : excès de potassium dans le sang.

Hyperparathyroïdie : suractivité des glandes parathyroïdes, glandes qui interviennent dans le métabolisme phosphocalcique.

Hypertriglycéridémie : excès de triglycérides dans le sang.

Hyperuricémie : excès d'acide urique dans le sang.

Hypoglycémie : taux de glucose circulant dans le sang anormalement bas.

Hypophyse : glande endocrine située dans le cerveau, reliée à l'hypothalamus par la tige pituitaire. Elle régule de nombreuses autres glandes endocrines de l'organisme grâce à la sécrétion d'hormones hypophysaires.

Hyponatrémie : baisse anormale du taux de sodium dans le sang.

Iatrogène : qui est provoqué par le médecin.

Idiopathique : se dit d'une maladie dont on ne connaît pas la cause.

Insulinorésistance : résistance de l'organisme à l'action de l'insuline.

Intima : tunique interne d'une artère ou d'une veine.

Ischémie myocardique transitoire : diminution de l'irrigation sanguine artérielle du cœur de façon plus ou moins prolongée.

Jéjunum : deuxième partie de l'intestin grêle, localisée juste à la suite du **duodénum***.

Lésions athéroscléreuses : lésions inflammatoires chroniques, localisées au niveau de la média des artères, constituées de dépôt de calcium, protéines, cholestérol...

Listériose : affection due à une bactérie : Listéria Monocytogenes.

Lithiase : formation de petit caillou.

Média : tunique moyenne d'une artère ou d'une veine.

Métabolisme de base : voir dépenses énergétiques basales.

Néphron : unité fonctionnelle du rein.

Occlusion : conduit naturel qui s'est bouché, obstrué.

Odynophagie : déglutition douloureuse.

Œsophagite peptique : inflammation de la paroi de l'œsophage due aux remontées acides, plus ou moins fréquentes, de l'estomac.

Pancréatite : inflammation du pancréas.

Parenchyme : tissu fonctionnel.

Péristaltisme intestinal : contractions intestinales qui propulsent les matières fécales vers la sortie du tube digestif.

Postprandial : qui se produit immédiatement après le repas.

Reflux gastro œsophagien : remontée du contenu acide de l'estomac dans l'œsophage.

Rétrosternale : qui est localisé derrière le sternum.

Sclérose : induration pathologique d'un organe ou d'un tissu par suite de l'hypertrophie du tissu conjonctif qui rentre dans sa structure.

Spina-bifida : malformation du nouveau-né consistant en un défaut de soudure au niveau de plusieurs vertèbres, d'où une fissure apparente à la naissance de l'enfant.

Sténose : rétrécissement.

Sucres rapides : ce dit des glucides qui sont rapidement absorbés par le tube digestif, ce qui entraîne une élévation très rapide de la sécrétion d'insuline. Le plus répandu est le glucose.

Tératogène : qui provoque des malformations du fœtus.

Thrombogène : qui favorise la formation de thrombus : masse sanguine coagulée (caillot) se formant dans les artères.

Thrombose : formation d'un caillot dans un vaisseau sanguin ou dans une des cavités du cœur chez un être vivant.

Tissu adipeux : tissu faisant office de réserve principale de triglycérides (graisses).

Toxoplasmose : pathologie pouvant être grave chez la femme enceinte, due à la parasitose par un parasite unicellulaire : le toxoplasme. Le nouveau-né peut naître aveugle lors de la contamination de la mère gestante par ce parasite.

Uretère : canal véhiculant l'urine du bassinet du rein à la vessie.

☺ : Passablement bien.

☺☺ : Bien.

☺☺☺ : Excellent.

☺ : Neutre.

☹ : A éviter, très mauvais.

☠ : Interdit, voire, dans certains cas, potentiellement mortel.